AF454384

MAGNÉTISME.

EXTRAIT

DE LA

CORRESPONDANCE INÉDITE

Du docteur FRAPART.

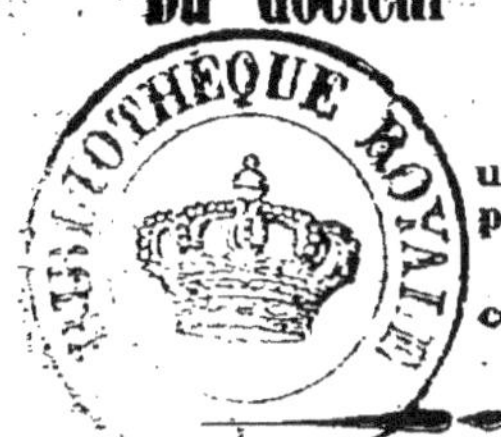

En de bonnes mains le magnétisme est un bienfait; dans de mauvaises, c'est la peste.

L'homme doit tomber pour la vérité comme pour la patrie.

A Monsieur BAZILLE, *à Courquetaine.*

29 Mars 1841.

Mon bon ami,

Il est écrit là-haut qu'ils ne me laisseront jamais tranquille : aujourd'hui, c'est M. Douillet qui vient me jeter des bâtons dans les roues, et m'empêcher de suivre sans interruption l'histoire de Prudence. Que le diable emporte le cher docteur ! Mais faisons d'abord défiler sa missive.

« Paris le 28 mars 1841.

» Mon très bon confrère,

» C'est avec un véritable plaisir qu'hier soir j'ai vu vos ex-
» périences magnétiques couronnées de succès ; car moi aussi,
» puisque j'y ai foi, je suis intéressé à leur propagation. Oh !
» dans quelle angoisse j'étais pendant les quarante minutes qui
» ont précédé la venue de la clairvoyance ! J'avais fini par crain-
» dre qu'elle n'arrivât pas. Nos adversaires souriaient, et déjà
» sur leurs lèvres erraient des quolibets prêts à sortir : heureu-
» sement pour nous, que vous avez de solides *défenses* ; et pour
» la vérité, que tout a réussi. C'est fort bien : mais croyez-vous,
» cher confrère, que ces Messieurs soient tous sortis convaincus
» de la réalité du phénomène que vous leur avez montré ; et
» que M. *Requin,* par exemple, — lui qui, plus que tout autre,
» possède des élémens de certitude puisqu'il nous a momenta-
» nément évincés afin de pouvoir observer seul la somnambule
» et être bien sûr qu'elle n'avait pas de compère, — que M. *Re-*
» *quin* se rangera au nombre des croyans au magnétisme ; ou

» même seulement au fait qu'il a constaté? Moi, je ne le crois
» pas, et si vous suivez mon conseil, *défiez-vous du Requin.*

„» Quant à M. *Gerdy*, je regrette sincèrement pour vous qu'il
» soit parti avant la levée du bandeau, et qu'il n'ait pas fait
» l'expérience qu'a faite M. Requin : car lui, à cause de son
» courage incontestable, serait convaincu ; et une fois con-
» vaincu, je vous réponds que de gré ou de force, il remettrait,
» sur le tapis le magnétisme, et l'y tiendrait jusqu'à ce que
» l'Académie se fût prononcée dans le sens de l'opinion qu'il
» aurait adoptée.

» Au surplus, bon confrère, à quoi vos expériences mèneront-
» elles, vous, les médecins, les malades et la science ? et même en
» supposant que ces messieurs soient certains de ce qu'ils ont vu
» et qu'ils en conviennent, que feront-ils de ce fait ? Espérez-vous
» par hasard qu'ils se mettent à magnétiser des malades, ainsi
» que vous le leur conseillez sans cesse ? Il faudrait pour cela
» que votre fait renfermât des conséquences, et il n'en ren-
» ferme aucune. Mais alors, cher confrère, à quoi bon dépen-
» ser tant de courage, de talent, de verve, pour n'aboutir sans
» doute qu'à enterrer plus sûrement le magnétisme, ou à le
» voir éternellement végéter ? En définitive, suivant moi,
» quoique belle et consolante pour votre amour-propre, la
» victoire d'hier me semble inutile, et j'estime que bientôt
» l'Académie l'aura étouffée de sa colère ou de son dédain.

» Pour moi je me plais à redire que je crois fermement aux
» phénomènes anormaux de vision, parce que vous me les avez
» vingt fois montrés ; mais je ne croirai jamais ni que tel
» somnambule puisse diagnostiquer ses maux, et en indiquer le
» remède, ni que tel autre somnambule puisse trouver la ma-
» ladie de qui que ce soit, et en diriger le traitement avec au-
» tant de succès que le premier médecin venu ; ni même que le
» magnétisme puisse en aucun cas soulager des malades ; je
» crois au contraire que souvent il aggrave le mal ou en donne.
» Aussi considérerai-je toujours le magnétisme comme au
» moins une erreur, et les cures merveilleuses consignées dans
» les ouvrages et les journaux de magnétisme comme un cu-
» rieux supplément au Traité des Folies humaines.

» Du reste, cher confrère, autant je suis éloigné d'une cré-
» dulité aveugle, autant je le suis d'un scepticisme absolu ; si je
» me trompe, prouvez-le moi par des faits, comme vous savez
» prouver ; et alors je marcherai hardiment sous votre ban-
» nière. »

» Quoi qu'il en soit, estimable confrère, vous dont la bonne
» foi et le dévouement pour la vérité me sont particulièrement
» connus, à part vos connaissances et votre talent distingué
» que tout le monde apprécie, agréez mes sincères regrets de
» ne pas vous voir l'apôtre d'une meilleure cause.

»Recevez, cher confrère, l'assurance de ma cordialité affec-
tueuse,

»Le docteur DOUILLET. »

Que pensez-vous de cette lettre ? mon cher Bazille. Moi,
après l'avoir lue, je me suis dit : *Il y a des gens qui ne manquent
point une occasion de se faire donner sur les doigts.* — Voyez dans
quel état j'ai mis ceux du confrère.

« 28 mars 1841.

»Mon cher Douillet,

» Je vous remercie du vif intérêt que vous prenez au succès
de mes expériences, et des gracieusetés que vous me dites à
ce sujet ; mais, après vous avoir remercié, je vais répondre aux
observations que vous me faites, et aux questions que vous
m'adressez.

» 1° Vous dites : *Croyez-vous que ces messieurs soient tous
sortis convaincus de la réalité des phénomènes que vous leur avez
montrés.*

» L'esprit a besoin de s'habituer aux faits nouveaux, comme
les sens aux stimulations insolites ; et de même qu'un aveugle-
né qui serait admis, — pour cinq minutes seulement ! — à
jouir de l'aspect du soleil, n'aurait aucune idée précise de cet
astre, de même aussi l'observateur qui voit pour la première
fois un phénomène touchant au merveilleux, n'y croira jamais
s'il ne le revoit.

» Or, ces messieurs n'ont vu qu'une fois ; donc ils ne
croient pas encore ; mais, — sauf les chargés d'orgueil qui se
présument des yeux d'aigle, et les légers de sens qui ont des
yeux de taupe, — ils sont tous plus ou moins ébranlés. Je
prévois bien, il est vrai, que peu à peu leur étonnement
diminuera ; que même dans quelques jours ils se demanderont
si, en regardant appliquer le bandeau, ils n'avaient pas la ber-
lue ; et qu'ils rencontreront probablement un *loustic* qui viendra leur dire qu'ils n'ont été les témoins que d'une farce à
tréteaux dans laquelle Prudence était la commère, Laurent le
compère, et moi.... le niais.

»Fort bien ! mes excellences ; riez, pendant que vous y êtes,
à mes dépens, afin de me donner le droit de vous traiter de
Turc à Maure. Et la chose me sera facile, par la raison.....
que votre science est dans l'anarchie,.... que votre profession
est en décadence,.... que votre métier est sur le bord de l'a-
bîme ;... que vous n'avez point de corps médical ;... que vous
vivez dans l'isolement, dans la haine, dans le mépris les uns
des autres ;... que la déconsidération vous envahit de toutes
parts,... que vous êtes sans résistance comme sans puissance,...
et que partant le moindre choc, — longtemps et courageuse-
ment répété, — achèvera de vous perdre. Dans votre intérêt,

songez-y, messeigneurs, ne vous occupez que des ulcères qui vous rongent! et ne m'obligez point à les agrandir. Vous savez bien que je le puis, *car je connais les secrets de votre Église.*

« 2° Vous dites : *Pensez-vous que M. Requin, par exemple, se rangera au nombre des croyans au magnétisme, ou même seulement au fait qu'il a constaté?*

« Un fait ne prouve rien autre chose que lui-même, et la possibilité de ses analogues.

« Or, **M.** Requin en était hier au début de ses observations magnétiques, et il n'a vérifié qu'un fait! Donc il ne croit pas aujourd'hui à l'ensemble des faits généralement admis par les magnétiseurs; tout au plus croit-il au fait qu'il a constaté, s'il l'a bien constaté.

« 3° Vous dites : *Si vous suivez mon conseil, défiez-vous du Requin.*

« Je ne devine pas, mon très honoré confrère, quel motif vous pousse à me donner ce conseil; mais moi, j'en ai un pour ne pas le suivre : c'est une lettre que, dans le temps M. Requin m'a écrite, et que je vais vous exhiber *quoique!* afin de vous prouver que ce confrère est prêt à faire acte de loyauté en faveur de ce qui, dans le magnétisme lui paraîtra irréfragable. Lisez :

« Paris, 4 juillet 1839.

» Monsieur,

» Je ne sais pas si je dois vous appeler confrère, puisque
» vous répudiez *la médecine des médecins* : je ne vous en adresse
» pas moins mes très sincères remercîmens pour l'intéressante
» brochure dont vous avez bien voulu me faire hommage. Je l'ai
» lue avec plaisir et tout d'un trait. Vous avez un style si clair,
» si énergique et si coloré, qu'on est entraîné à suivre attenti-
» vement votre plaidoirie en faveur de la cause que vous défen-
» dez, bonne ou mauvaise soit-elle. Tant mieux, sans aucun
» doute, si vous êtes le champion de la vérité; tant pis, cent
» fois tant pis, si vous consacrez à l'erreur un talent si remar-
» quable et se plein de verve. J'admire et j'envie votre élo-
» quence, lorsque vous frappez sur les présomptueuses pré-
» tentions du soi-disant *chef de médecine exacte*, lorsque vous le
» ramenez au juste niveau qui lui convient, et que vous le
» montrez tout bonnement disciple et continuateur de Brous-
» sais. Mais, permettez-moi de vous le dire, quand il s'agit
» de la vision à travers un bandeau opaque, et de toutes les
» autres lucidités attribuées au somnambulisme dit magnétique;
» Démosthène et Cicéron renaîtraient pour s'en faire les apôtres
» qu'ils ne me persuaderaient jamais; de tels phénomènes ne
» peuvent être crus sur parole; je voudrais avoir vu, de mes
» propres yeux vu, ce qui s'appelle vu. Ce sont d'ailleurs vos

» propres principes, votre manière de philosopher, que j'adopte
» en pareille matière. Vous dites quelque part qu'on ne peut
» croire sans voir que lorsqu'on comprend, mais que pour
» croire ce que l'on ne comprend pas, il faut voir. En ce qui
» concerne, en particulier, la vision à travers un corps opaque
» (qui ne serait opaque que pour des yeux ordinaires et serait
» transparent pour des yeux de somnambule), mon esprit est
» dans une neutralité qui pourra vous plaire, je n'oserais, *à*
» *priori*, déclarer le phénomène absolument impossible, faites-
» le moi voir, bien voir, et je suis prêt à l'attester et même à
» y croire.

» Recevez, Monsieur, l'assurance de ma considération
très distinguée,

» REQUIN, D. M. P. »

» Après cette lecture, mon cher Douillet, douterez-vous
encore de M. Requin? Pour moi, je suis tranquille et compte
sur lui plus que sur tout autre.

» 4° Vous dites : *Si M. Gerdy avait fait l'expérience qu'a
faite M. Requin, lui, à cause de son courage incontestable,
serait convaincu.*

» Avez-vous une idée claire de ce que vous avancez-là, cher
Douillet? Etes-vous bien sûr que la conviction soit toujours une
des conséquences du courage, et que par cela même qu'un
homme est courageux, il soit nécessairement susceptible d'être
convaincu? Pour détruire votre erreur, descendez en vous-
même, voyez-vous, regardez-vous, regardez aussi les autres et
sachez que le courage et la conviction sont indépendans l'un de
l'autre; que l'un est dans le cœur, que l'autre est dans l'esprit;
c'est-à-dire que l'un est instinctif, que l'autre est intellectuel;
qu'on peut avoir beaucoup de courage avec ou sans conviction,
ou beaucoup de conviction avec ou sans courage; que le courage est assez commun; que la conviction est fort rare; que le
courage est flexible, que la conviction ne l'est pas; que le courage enfin prend sa source ou dans la vanité, ou dans l'orgueil,
ou dans l'entraînement, ou dans une stimulation, ou dans la
colère, ou même dans une passion encore plus basse, rarement
dans le devoir! tandis que la conviction, — qu'il faut se gar-
der de confondre avec une opinion, — prend toujours la
sienne dans quelque chose de flagrant.

» Comprenez-vous cela, mon ami, et continuez-vous de me
dire, — avec un aplomb qui mériterait d'être celui d'un aca-
démicien, — que si M. Gerdy voyait, il serait convaincu,.....
à cause de son courage incontestable?

» 5° Vous dites : *M. Gerdy, de gré ou de force, remettrait le
magnétisme sur le tapis.*

» Je le sais bien, et c'est justement pour cela que j'essaie de

harponner M. Gerdy. Un pareil athlète est précieux! il res-
semble à un cheval entier qui, dès qu'on l'approche, ouvre
l'œil, dresse l'oreille, frémit, rue, mord, écume, se cabre, se hé-
risse, se bat les flancs; mais qui,—une fois enfourché,—devient
aussi souple qu'il était ombrageux. Le tout est de lui passer le
frein. Ce ne sera pas chose facile; cependant que j'y parvienne,
ou que je n'y parvienne pas, le débat dans lequel je l'entraîne-
rai, — en le piquant dans le bon *endrèt*, — sera toujours pro-
fitable à la vérité.

» 6° Vous dites : *Ce professeur forcerait l'Académie à se pro-
noncer dans le sens de l'opinion qu'il aurait adoptée.*

» J'aspire à ce résultat, car depuis trois ans que le magnétisme a pris un nouvel essor, il pénètre partout : dans le sa-
lon, dans l'antichambre, au cabaret, sur la place, dans la
rue, dans la ruelle, et jusque dans l'égoût. Oh! le mal est
grand, plus grand qu'on ne pense! Déjà on ne pourrait plus l'ar-
rêter, bientôt on ne pourra plus le diriger; tenez, mes confrères,
je vous le dis avec calme et après de longues études; *en de bonnes
mains le magnétisme est un bienfait ; dans de mauvaises,… c'est la
peste.* A vous d'ouvrir cette nouvelle boîte de Pandore ; à vous,
aux plus dignes d'entre vous, de régulariser l'emploi de cet ins-
trument. Autrefois je ne voulais pas vous le livrer ; aujourd'hui
j'ai peur D'EUX ; je recule effrayé devant mon propre ou-
vrage, et je reviens à vous, en vous criant : PRENEZ.

» 7° Vous dites : *A quoi vos expériences mèneront-elles, vous, les
médecins, les malades et la science?*

» MOI ? à l'hôpital, sans doute,… dans ma vieillesse ; et déjà
le soir arrive ! mais qu'importe ! L'HOMME DOIT TOMBER POUR LA
VÉRITÉ COMME POUR LA PATRIE. Jeune, je servais celle-ci ; vieux,
je servirai celle-là.

» Et puis, mon cher Douillet,—à ne voir pour un moment les
choses que du point de vue de la personnalité, — ignorez-vous,
que par le fait du magnétisme, deux ou trois crétins, *qui font
le malade sur le pavé de Paris*, débitent sur tous les tons que je
suis fou, et qu'ils trouvent des demi-crétins, des quarts de crétins, des sixièmes de crétins qui, sans y regarder davantage,
les croient dur comme fer? Mordieu! quoique je n'aie pas grand
soif de l'estime de ces gens-là, pensez-vous que je serais fâché
d'avoir le droit de leur dire : *Allons, crétins! retirez-vous.* C'est
pourtant ce droit que j'acquerrais, si je parvenais à introduire
dans les académies le fait en question ; et je serais alors bien
respectable,… attendu que, pour se faire respecter des crétins, il suffit de pouvoir les remettre à leur place. Du reste,
cette méthode serait également bonne à employer avec beaucoup d'individus qui n'appartiennent point à l'engeance crétins, mais à la despotique. Avis à vous, petits confrères, à

vous qui buvez la lie pour *leur* laisser le nectar ; à vous qu'*ils* comblent de la plus auguste indifférence ; à vous si dignes de votre joug, puisque vous ne savez pas le rompre ; oui, avis à vous ! usez de ma méthode AVEC LES GROS ; mordez la main qui vous opprime, cessez de vous faire petits, redressez-vous !... je vous donne le signal de la révolte, révoltez-vous ; brisez vos idoles !— votre faiblesse fait leur force, et votre lâcheté, leur audace ; — brisez-les, vous dis-je, ce ne sont que des soliveaux. Toutefois retenez bien ceci : quand on tient le knout, il faut cacher son dos,... et surtout ne rien attendre de ceux que l'on schlague.

» 8° Vous dites : *A quoi vos expériences mèneront elles les médecins ?*

» Sur une autre route. L'ornière dans laquelle ils roulent depuis des siècles est assez profonde et boueuse pour qu'ils en sortent. Or, — à supposer que ce que vous nommez mes expériences soit reconnu vrai par les savans, — les médecins ne tarderont pas à se livrer à des recherches ultérieures ; et alors, suivant moi, ils seront nécessairement conduits à constater des faits d'une utilité bien autre que celui de la vision. Ainsi, plus tard, si on leur prouve que par le magnétisme on amène chez certains sujets *l'insensibilité*, et la possibilité de la reproduire quand on veut, ne les aura-t-on pas forcés à résoudre la plus importante question de thérapeutique chirurgicale ?

» 9° Vous dites : *A quoi vos expériences mèneront-elles les malades ?*

» Si Prudence y voit malgré son bandeau, ce n'est pas là le *nec plus ultra* du magnétisme. Admettez, par exemple, qu'au moyen de passes on détermine cette insensibilité dont je vous parlais à l'instant, — chez un malade qui devra subir une opération grave, — considérerez-vous ce bienfait comme chimérique ?...... Nous avons tant et tant de bouchers parmi nos grands et petits coupeurs de chair humaine, que c'est en général le surcroît de souffrances qu'ils occasionent (ou ses suites) qui tue les opérés. Lorsqu'on voudra la preuve de ce que j'avance, nous n'aurons que l'embarras du choix pour citer. Ces messieurs accepteront-ils le défi que je leur porte de me suivre sur cette voie ? Oh ! j'affirme qu'ils ne l'oseront pas.

» Vous voyez, maîtres, que je vous serre de près, et que la pointe de ma dague est toujours à vos reins. Vous me taxerez d'irrévérence ? Erreur ! — j'avoue pourtant que vous ne me faites point tomber en extase ; — mais *je suis dans un ordre d'idées qui diffère entièrement du vôtre*, et sans prétendre vous astreindre à ma façon d'être, de voir, ni de sentir, je veux,... entendez-vous ? je veux,... qu'au moins vous essayez du magnétisme pour produire l'insensibilité ; parce qu'alors vous pourrez avec moins de péril appliquer les moxas, les cautères, les sétons, les vésicatoires, les sinapismes, et autres instrumens de torture à l'aide desquels vous vous chargez de donner à vos malades, au moment de mourir, un avant-goût des peines de l'enfer. Vous résisterez à mes injonctions comme vous avez résisté à mes prières, je le sais! après l'expérimentation, vous mentirez pour la plupart, je le sais de même! cependant rappelez-vous qu'en frac ou en robe, en habit ou en haillons, sous ma plume, le mensonge est de l'opprobre; et que d'ailleurs la publicité rend le mensonge à peu près impossible; car enfin eût-on l'infamie dans le cœur, on n'est pas infâme devant tout le monde,... à moins que l'on ne soit stupide.

» 10° **Vous dites :** *A quoi vos expériences mèneront-elles la science?*

» Lorsqu'un fait, ou un ensemble de faits analogues ne frappe que les sens et ne peut se rattacher à une théorie connue, — lorsque surtout ce fait ne peut se reproduire à volonté devant un certain nombre de témoins, — il n'entre que bien difficilement dans le patrimoine de la science; parce qu'en général pour les savans tout fait inexplicable est impossible, incroyable, inadmissible. Et pourtant j'ai peine à comprendre que jamais il ne résulte rien de l'inauguration du phénomène qui nous occupe! Si j'interroge l'histoire, elle me répond que du plus petit fait peut sortir le germe de la théorie la plus vaste : c'est ainsi que la chute d'une pomme a enfanté le système du monde; et c'est également ainsi que tel ou tel phénomène dit magnétique, — après avoir apporté le cahos dans la science, — viendra *peut-être* l'inonder de splendeur. Néanmoins jusqu'à présent nul n'a trouvé la clef de tous ces mystères; et il n'est pas encore engendré, celui qui la trouvera.

» 11° Vous dites : *En supposant que ces messieurs soient certains de tout ce qu'ils ont vu, et qu'ils en conviennent, que feront-ils de ce fait?*

» Il est probable qu'ils n'en feront rien. Pourtant, si d'aventure il se rencontre parmi eux un homme de génie, il systématisera le fait. — Si un homme de conviction, il le propagera pour défendre la vérité. — Si un homme de conscience, ce sera pour accomplir un devoir. — Si un homme de lutte,.... pour le plaisir de combattre. — Si un homme de charité,... pour soulager ses semblables. Mais hier quoiqu'ils fussent cinquante, j'appréhende fort de n'avoir rencontré aucun de ces hommes.

» 12° Vous dites : *Espérez-vous qu'ils se mettent à magnétiser des malades, ainsi que vous le leur conseillez sans cesse?*

» Une vérité ne profite pas à la génération qui la conçoit, ni même à celle qui la voit éclore,... parce qu'il faut à toute chose le temps de se développer. Est-ce qu'un gland devient chêne en un jour? Je n'espère donc pas que ces messieurs magnétisent; cependant je ne me lasserai pas de le leur conseiller. — A certaines portes, il faut frapper mille fois pour se faire ouvrir;... sur un roc, il faut jeter mille graines pour qu'il en pousse une.

» 13° Vous dites : *Il faudrait pour qu'ils magnétisassent que votre fait renfermât des conséquences, et il n'en renferme aucune.*

» Comment! c'est un ami qui vient me dire de sang-froid une aussi grosse hérésie; et force me sera de la supporter sans rire, ou sans crier, ou sans siffler. Oh! je ne vous dirai pas tout ce qui m'est venu sur les lèvres en lisant cette phrase; seulement apprenez que de même qu'il n'y a point d'effet sans cause, ni de cause sans effet; que de même qu'il n'y a point de fonction sans organe, ni d'organe sans fonction; de même aussi il n'y a point de conséquence sans fait ou principe, ni de fait ou principe sans conséquence au moins possible.

» 14° Vous dites : *Vos efforts n'aboutiront sans doute qu'à enterrer plus sûrement le magnétisme, ou à le voir éternellement végéter.*

» Enterrer le magnétisme. — Une vérité ne meurt pas. Si donc quelques phénomènes dits magnétiques sont indéniables, jamais on n'enterrera le magnétisme. Il est aussi vieux qu'Adam, il durera comme la postérité d'Adam; il a traversé les siècles, — tantôt avec un masque, tantôt avec un autre, — et Mesmer, en le gratifiant d'un nouveau nom, n'a fait que lui donner une impulsion nouvelle. C'est à notre époque qu'il appartient de le purifier, et de l'installer dans la science.

» Le voir éternellement végéter. — Oui, si ses apôtres n'ont point de force; non, s'ils tirent le glaive, et s'ils frappent sans relâche au cœur de la phalange ennemie. Ainsi, par exemple, si le professeur *Cloquet* venait à chaque séance dire à l'Académie : j'ai fait une opération grave sans que la malade ait paru en souffrir; — si M. *Oudet :* J'ai arraché une dent, et la patiente n'a pas sourcillé; — si MM. *Rostan* et *Ferrus :* Nous avons observé une femme voyant par la nuque; — si MM. *Husson, Fouquier, Guersant, Thillaye* et *Guéneau de Mussy :* Nous avons constaté l'intuition et la prévision; — si MM. *Ribes, Orfila, Pariset, Adelon, Bousquet* et *Réveillé-Parisse :* Nous avons vérifié sur une jeune fille le phénomène de la vision à travers un bandeau. — Enfin si tous ensemble : Nous croyons ce que nous avons vu; et comme ce que nous avons vu nous paraît important, nous venons vous le dire afin de vous faire partager nos croyances, et nous vous le répèterons jusqu'à ce que vous les partagiez.

» Oh ! si à chaque séance les académiciens magnétistes consacraient seulement cinq minutes à parler de la sorte, bientôt ils imprimeraient à l'Académie un mouvement qui emporterait nos détracteurs ; car il n'y a point de puissance, si solide soit-elle, qui résiste à des secousses sans cesse réitérées, lorsqu'elles ont pour mobile le désintéressement, et pour base la vérité. Qu'on se rappelle l'opposition de 1822, en tête de laquelle figuraient *Foy*, *Laffitte* et *Casimir-Périer* ; elle ne se composait que de seize ! mais chaque jour les seize montaient sur la brèche : ils ne demandaient rien pour eux, ils voulaient tout pour le pays ! qu'est-il arrivé de leur héroïque persistance ?... Il ne leur a fallu que huit ans pour renverser un trône. Eh bien ! que les magnétiseurs parlent, écrivent, s'entendent, montrent des faits, et surtout ne réclament aucun salaire, puis nous verrons si le magnétisme continue de végéter longtemps encore.

» 15° Vous dites : *Quoique belle, la victoire d'hier me semble inutile.*

» L'erreur seule jouit du privilége de marcher vite, tandis que la vérité n'avance que ligne à ligne. Je ne m'exagère donc pas l'importance de la victoire d'hier ; seulement, si elle se répète de temps à autre, je prophétise qu'elle portera des fruits.

» 16° Vous dites : *J'estime que bientôt l'Académie l'aura étouffée de sa colère ou de son dédain.*

» Si le fait que j'annonce est vrai, ni le dédain ni la colère de l'Académie ne l'étoufferont : il vivra malgré tout ; et s'il est faux, besoin ne sera ni de colère, ni de dédain pour l'étouffer : il mourra de sa belle mort.

» 17° Vous dites : *Je crois fermement aux phénomènes anormaux de vision.*

» J'inscris cet aveu qui vous est arraché par l'évidence ; du moins celui-là n'est point entortillé.

» Puis vous ajoutez : *parce que vous me les avez vingt fois montrés.*

» Votre *parce que* est le seul que l'on puisse invoquer. — Alors même que la raison n'explique pas, elle est forcée d'admettre ce qu'elle constate au moyen des sens.

» 18° Vous dites : *Mais je ne croirai jamais au fluide magnétique.*

» Oh ! quant au fluide, ce n'est point pâture à conviction ; c'est une belle et bonne hypothèse qu'on ne peut convertir en certitude, et sur laquelle, suivant moi, il y a de quoi pérorer le reste de l'éternité sans plus s'entendre à la fin du monde qu'aujourd'hui. Partant je vous l'abandonne !..... Je ne cherche point le bout d'un cercle, je ne défends pas un peut-être.

» Au surplus, jamais je n'ai dit un mot de ce fluide, — cheval de bataille des magnétiseurs ! — auquel ils font jouer un si grand rôle dans la production des phénomènes du somnambulisme artificiel,... sans songer que ces phénomènes ne diffèrent point essentiellement de ceux du somnambulisme naturel, pour lesquels personne, jusqu'à présent, n'a réclamé l'intervention d'une occulte puissance.

» Toutefois, loin de blâmer les laborieuses investigations de quelques savans, — tels Messieurs *de Guibert*, à Nîmes ; *Charpignon*, à Orléans ; et *du Ponceau*, à Angers, — qui prétendent pouvoir démontrer l'existence du fluide générateur du somnambulisme provoqué, je fais des vœux pour la solution rapide de la difficulté qui les arrête ; mais ne saisissant pas le côté pratique de cette solution, je m'abstiens de m'en occuper. — *En rien je ne souffre rien d'inutile.*

» 19° Vous dites : *Je ne croirai jamais ni que tel somnambule puisse diagnostiquer ses maux et en indiquer le remède,... ni que tel autre somnambule puisse trouver la maladie de qui que ce soit et en diriger le traitement.*

» Pour quel motif ne croyez-vous pas qu'un somnambule puisse diagnostiquer ses maux, en indiquer le remède, etc. ? — Parce que vous n'avez point observé ces divers faits, et que vous ne les concevez pas. C'est très-sage ! Cependant, si vous les observiez, il faudrait bien vous y soumettre et vous dire comme pour le phénomène anormal de Mlle Prudence : *j'ai vu, j'ai touché, je crois !*

» 20° Vous dites : *Je ne croirai jamais que le magnétisme puisse en aucun cas soulager des malades.*

» Même réponse que la précédente à vous faire : *Quand vous aurez vu, vous croirez ;* car votre conviction n'est pas soumise à votre volonté. Ainsi vous n'êtes pas libre de croire ou de ne pas croire que le feu chauffe et brûle, qu'un grain de blé devient épi, qu'une ligne courbe n'est pas un triangle ; il en sera de même pour ce que vous niez aujourd'hui, si vous le voyez. — L'homme peut cacher ses convictions, il ne peut les détruire.

» 21° Vous dites : *Je crois au contraire que souvent le magnétisme aggrave le mal, ou en donne.*

» Si vous connaissez des faits à l'appui de votre assertion, pourquoi ne pas les citer ? et si vous n'en connaissez pas, pourquoi produire une telle assertion ? Du reste, tout à l'heure vous disiez : *Le magnétisme ne peut soulager des malades ;* et maintenant vous dites : *Il aggrave au contraire le mal, ou en donne.*

» *Or,* en médecine il est de principe que tout modificateur qui peut rendre malade quand on est bien portant, peut quelquefois guérir quand on est malade.

» *Donc* vos deux propositions s'excluant, vous avez émis la première sans penser à la seconde, ou la seconde sans penser à la première !... Prenez-y garde, mon ami, l'homme qui ne parle pas pour le plaisir de parler, doit autant s'occuper de ce qu'il vient de dire que de ce qu'il va dire ; ou il est d'un complet decousu dans ses discours : il va du blanc au noir, il saute de droite à gauche, il divague, et il parle... comme trop souvent on parle à l'Académie.

» 22° Vous dites : *Je considère le magnétisme comme au moins une erreur.*

» C'est assurément par politesse que vous ne dites pas que vous le considérez comme un mensonge. Nous connaissons ce genre de politesse, et sommes charmés qu'on en use avec nous... attendu que nous aimons qu'un adversaire nous marche sur le pied, afin d'avoir au moins le prétexte d'écraser le sien. — On n'est jamais plus disposé à la guerre que quand on est sûr de la victoire. — Malheureusement, mon cher Douillet, vous n'êtes point un adversaire.

» 23° Vous dites : *Je considère les cures merveilleuses consignées dans les ouvrages de magnétisme comme un curieux supplément au traité des folies humaines.*

» Encore une phrase creuse !.... et dire que pour certaines oreilles c'est là de l'éloquence. Mais, confrère, — quoique votre opinion soit à mes yeux d'un grand poids, — vous ne pouvez prétendre que le magnétisme ne guérit jamais, qu'en démontrant qu'il ne peut jamais guérir ; car la seule manière de prouver qu'une chose n'est pas, c'est de prouver qu'elle ne peut pas être. De même si je voulais démontrer que le magnétisme peut guérir, je me bornerais à montrer qu'il guérit ; car la meilleure manière de prouver qu'une chose peut être, c'est de prouver qu'elle est. — Or, vous n'avez pas suivi la règle prescrite par le sens commun, donc je ne puis tenir compte de votre opinion, ou de toute autre aussi peu motivée.

» 24° Vous dites : *Si je me trompe, prouvez-le moi par des faits, et alors je marcherai hardiment sous votre bannière.*

» Il y a deux minutes vous m'assuriez que vous ne pouviez croire au magnétisme ; à présent vous me dites : *Prouvez-moi, et je croirai !* Laquelle des deux assertions est la bonne ? est-ce la première ? est-ce la seconde ? vraiment vos paroles sont un tissu de contradictions, et je serais tenté d'en conclure que vous prenez à tâche de vous réfuter vous-même. Quoi qu'il en soit, votre seconde assertion est la seule vraie, parce que l'esprit le plus récalcitrant est obligé de se rendre à ce qui est notoire. — C'est moins la faculté d'avoir des convictions qui manque aux hommes, que la patience pour les acquérir, que la bonne foi pour les avouer, que le courage pour les défendre.

Je parle ici des convictions de fait ;... quant aux convictions de principe, c'est une autre affaire.

» 25° Vous dites : *Je regrette de ne pas vous voir l'apôtre d'une meilleure cause.*

» Cher confrère !... est-ce à vous de juger la cause que je soutiens, à vous qui ne la connaissez pas, à vous qui n'avez pas magnétisé, à vous qui pensez que la vision au travers d'un corps opaque est le drenier mot du magnétisme, à vous pour qui ce fait est stérile, à vous enfin qui ne voyez pas tout ce qu'il recèle d'embarrassant pour la physique et la médecine ? --- Non ; c'est à vous de baisser la tête, et de dire avec moi : *Ici, l'inconnu domine !*

» Au resté, — sans considérer le magnétisme comme la trouvaille des trouvailles, --- il me suffit d'être convaincu qu'il présente des phénomènes repoussés de la science, pour que je m'efforce de les y faire admettre. --- *Les vérités se tiennent : défendre l'une, c'est les défendre toutes.*

» Votre lettre finit, je finis.

» Recevez l'assurance de ma bonne confraternité.

» FRAPART, d. m. p. »

Je m'accuse, mon cher Bazille, de n'avoir fait grâce de rien à M. Douillet ; seulement j'y ai mis des formes, parce que je ne l'ai pris qu'en défaut de logique. --- Je ne conspue que la lâcheté, et ne marque au front que la mauvaise foi.

Tout à vous,   FRAPART, d. m. p.

Il y a des hommes qui ne savent pas ce que
c'est qu'une parole donnée, parce qu'ils ne
connaissent que l'argent !... *Ceux-là pas-
seront au laminoir.*

Mon bon ami, Paris, 16 juillet 1841.

Avant-hier j'ai reçu des nouvelles de M. Laurent : je le croyais perdu, le voilà retrouvé ! Il m'informe qu'il va continuer ses pérégrinations magnétiques, et qu'il arrivera dans la capitale pour les fêtes. C'est la troisième fois qu'il contracte par écrit une semblable promesse !... tiendra-t-il mieux celle-ci que les autres ? Oh ! oui, oui, s'il y trouve son intérêt. *Il y a des hommes qui ne savent pas ce que c'est qu'une parole donnée, parce qu'ils ne connaissent que l'argent !.... Ceux-là passeront au laminoir.*

Mais M. Laurent ne se borne point à méconnaître ses obligations, il fait plus : à la suite de mes dernières lettres, — que je l'ai autorisé à reproduire et à donner gratis, — sur la même feuille ! il ose annoncer des consultations de somnambule ; puis il me fourre dans ses programmes ; que sais-je ? il me met sans doute à toutes les sauces. Oh ! c'est à en grincer les dents. — Je lui écris :

— 14 —

« Paris, 15 juillet 1841.

« Monsieur,

» Je reçois de province une feuille d'impression qui contient les quatre premières lettres que j'ai publiées sur votre somnambule Prudence, et je vois avec plaisir qu'ainsi que nous en étions convenus, on n'y a rien changé; mais j'éprouve quelque peine en lisant ce qui les précède et ce qui les suit.

» Dans le premier cas je dis : Les réflexions que le *Propagateur de l'Aube* du 9 mai a mises en tête de mes lettres sont si pleines d'une bienveillance élogieuse, que leur reproduction de votre part est, à mes yeux, un genre de charlatanisme dont vous auriez dû vous dispenser, et contre lequel je proteste, parce que, — hormis pour les habitans de Troyes, — ces réflexions deviennent pour tout le monde un *puff* fait à l'avantage de votre bourse et de ma vanité.

» Dans le second cas je dis : Qu'est-ce que cette annonce qui sent *la banque* à pleine gorge, et que je rencontre accolée à mes lettres de la manière suivante?

« MÉDECINE INTUITIVE,

» *Homœopathique ou ordinaire, pour toutes les maladies,*
» *par consultation somnambulique, au domicile de M. Lau-*
» *rent, médecin.*
    » *Prix : la première consultation   10 francs.*
    » *Les suivantes. . . . . . .   5 francs.* »

» Et vous placez cette annonce de marchand qui est vôtre, à côté d'une œuvre de propagation qui est mienne? Est-ce à dire que vous me prenez pour une cuirasse derrière laquelle il vous semble commode de vous cacher? Oh! oh! je ne le souffrirai pas : je ne veux abriter ni *patroner* personne.

» Vous avez donc oublié qu'un jour je vous disais : «Si vous
» restez dans votre rôle, vous trouverez en moi un excellent
» garçon toujours prêt à vous obliger, et même à se laisser
» manger la laine sur le dos; mais si vous allez jusqu'à l'épi-
» derme, c'est-à-dire, si jamais vous tentez de me faire servir à
» votre petit commerce, tant pis pour vous, je vous travaillerai
» les flancs. »

» Vous avez donc également oublié une de mes lettres dans laquelle je vous ai plus particulièrement fait remarquer ce passage : « Je souhaite avec ardeur le succès de ce qu'il y a
» *d'utile et vrai* dans ce qu'on nomme le magnétisme; mais je
» me suis toujours gardé et me garde soigneusement de m'in-
» téresser à aucun magnétiseur. En d'autres termes : dans le
» magnétisme, comme en tout, ce sont les choses, les faits et
» les principes que je soutiens sans me soucier des hommes...
» même de mes amis. Aussi dispensé-je messieurs les magné-
» tiseurs et mesdames les somnambules de toute espèce de re-

» connaissance envers moi : ce n'est pas pour eux, ni pour elles
» que je veille et que je frappe. »

» Et cette leçon ne vous a pas profité, M. Laurent? Cela me
passe.

» Quant au programme de vos séances, je le trouve ce qu'il
doit être pour le but auquel vous visez, --- à savoir : de gagner
beaucoup d'argent en peu de temps; ---mais le rouge me
monte à la face, au front, aux oreilles et aux yeux, lorsque je
vois mon nom y figurer dans une phrase que voici :

« *La somnambule terminera la soirée en distribuant gra-*
tuitement aux auditeurs un exemplaire de cinq lettres iné-
dites du docteur Frapart de Paris. »

» De Paris !!! c'est le bouquet!... En vérité, M. Laurent,
si, --- pour me jouer un mauvais tour, --- l'Académie instituait
une manière de prix Burdin, c'est vous qui le gagneriez.

» D'ailleurs, notez qu'il m'importe fort peu que vous fassiez
des affiches, des réclames, ou des prospectus, ---- je ne me
mêle pas des affaires des autres; --- mais je veux que du moins
mes lettres et mon nom soient vierges de ce contact... ignoble.
C'est assez vous avertir, je pense, que vous ne devez plus im-
primer mon nom sur vos programmes, ni placer vos annonces
à la suite de mes lettres.

» Il me reste à vous rappeler, M. Laurent, que le 5 mai, jour
de votre départ, vous m'avez promis d'être de retour le 15 juin;
que par une lettre du 30 mai vous me demandez répit jusqu'au
30 juin; et que le 12 juillet vous m'annoncez votre venue définitive pour les fêtes de la fin du mois.

» Il me reste à vous apprendre, — si je rapproche ces délais
interminables des protestations cauteleuses dont vous m'ac-
cabliez avant de vous avoir remis mes lettres sur Prudence, —
que votre conduite me remémorie celle de ce peureux et in-
grat marin qui, *pendant l'orage!* dédiait à Notre-Dame-de-Bon-
Secours un cierge gros comme le mât de son navire ;... qui,
après l'orage! n'en dédiait plus qu'un gros comme le petit doigt;..
et qui, *à terre!* oubliait l'orage, la sainte et le cierge.

» Enfin il me reste à vous prévenir, pour votre gouverne,
que ma longanimité n'égale pas toujours celle de Notre-Dame-
de-Bon-Secours; et que, quand vous retournerez au large, je
pourrai, — *si vous ne revenez pas auparavant,* — vous susciter
des tempêtes, au grand dommage de votre réputation, quoique
toujours au profit du magnétisme.

» *Je distingue les hommes des choses, et connais l'art de sacrifier*
ceux-là sans toucher à celles-ci.

» J'ai l'honneur d'être, Monsieur Laurent, votre très-obéis-
sant serviteur,

» Frapart, d. m. p.

Vous jugerez peut-être, mon cher Bazille, que je suis

inexorable envers M. Laurent, et que je lui fais expier cruellement ses fautes? Mais pensez que depuis deux mois, — sur la foi de ses promesses, — je lanterne une foule de personnes auxquelles je vais répétant que bientôt je leur montrerai une somnambule qui lit malgré une couche de terre glaise ou un masque de plomb; puis considérez dans quel embarras je serais si le professeur Gerdy eût accepté la proposition que je lui ai faite le 20 mai dernier, et si l'Académie eût acquiescé à ma demande du 15 juin.

Au surplus ce n'est pas avec de la compassion pour les hommes qu'il convient de défendre les choses, parce que la faiblesse n'arrange rien et souvent dérange tout, tandis que la force, — *quand elle est éclairée par la raison, tempérée par la bienveillance, soutenue par la justice,* — arrange tout, et jamais ne dérange rien. Cette pensée me conduit naturellement à ce que j'écrivais naguère au bon Monsieur *Siraudin* (de Melun), en lui parlant du magnétisme; « Il marche! lui disais-je; ap-
» puyé d'une part sur des charlatans, et de l'autre sur ma plume.
» Je suis à l'heure qu'il est dans le feu du combat : je frappe
» à droite, je frappe à gauche, et toujours sans pitié, — c'est
» la vérité qui le veut! — car, soit du côté des savans, soit
» du côté des magnétiseurs, j'ai affaire à des espèces de Bé-
» douins qui n'ont aucune notion du *grand devoir*, et qu'il faut
» convaincre comme on convainc les Bédouins de l'Atlas; ....
» par voie d'intimidation. Oui, pour amener les uns à rési-
» piscence je suis forcé de leur faire publiquement subir une
» sorte de torture morale; et pour empêcher les autres de s'é-
» manciper effrontément, je dois sans cesse les tenir en res-
» pect. Ainsi sans être Neptune, quand besoin est, je leur crie :
» QUOS EGO!... ce qui est absolument la même chose que si je
» leur criais le fouet à la main : *Voulez-vous bien vous taire, tas*
» *de canailles!*
» Le fait est qu'avec cette manière de procéder,... qui est si
» loin de mon caractère intime! le magnétisme a gagné plus de
» terrain depuis trois ans qu'il n'en avait gagné en un demi-
» siècle. Mais son succès est encore à une condition, peut-être
» la principale! *il faut que je sème toujours,* ET QUE JE NE RE-
» CUEILLE JAMAIS! »

Adieu, mon cher Bazille,

FRAPART, D. M. P.

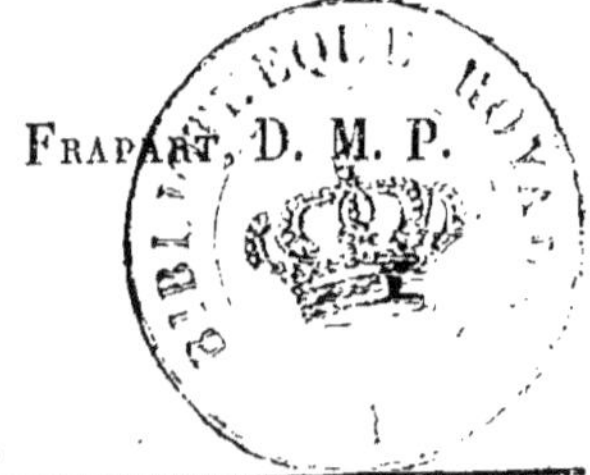

Imprimerie de BUREAU, rue Coquillière, 22.